Karin Stahl und Fred Küster

Die Glückssteine des Krebses

Für Geburtstagskinder vom 21.6. - 22.7.

IRIS

Hinweis des Verlages

Die Angaben in diesem Buch sind nach bestem Wissen und Gewissen zusammengestellt, und die beschriebenen Heilwirkungen der Edelsteine wurden vielfach erprobt. Da Menschen aber unterschiedlich reagieren, können Verlag und Autoren im Einzelfall keine Garantie für die Wirksamkeit oder Unbedenklichkeit der Anwendungen übernehmen. Das vorliegende Buch dient der Information und Aufklärung über die Möglichkeiten der Vorbeugung und Behandlung mit Heilsteinen. Bei ernsthaften gesundheitlichen Beschwerden wenden Sie sich jedoch bitte an Ihren Arzt oder Heilpraktiker.

1 2 3 4 5 6 7 8 9 10 11 12 13 14 15 12 11 10 09 08 07

Karin Stahl / Fred Küster
Die Glückssteine des Krebses

Titelseite:
Steinfoto: Chris Meier – Illustration: Astrofoto
Gestaltung: Dragon Design, GB

Satz und Gestaltung:
Dragon Design, GB
Gesetzt aus der Rotis

Gesamtherstellung: Legoprint, Lavis (TN)

Printed in Italy

ISBN 978-3-89060-284-4

Neue Erde GmbH
Cecilienstr. 29 · 66111 Saarbrücken · Deutschland · Planet Erde
www.neueerde.de

Inhalt

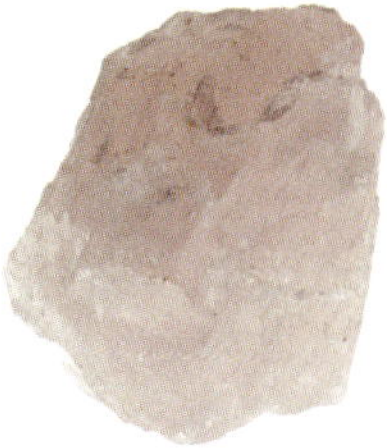

Vorwort

Schon die indischen Meister wußten, daß es eine Verbindung zwischen Sternen und Steinen gibt. Im Ayurveda, der altindischen Heilkunst, werden Edelsteine empfohlen, um die Einflüsse der Gestirne günstig zu stimmen oder in die richtigen, für uns Menschen nützlichen Bahnen zu lenken. Ähnliche Kenntnisse besaßen auch die Sumerer, Ägypter und viele andere Hochkulturen weltweit.

In unserem modernen Verständnis können wir die Verbindung von Sternen und Steinen mit Sendern und Empfängern vergleichen. Edelsteine nehmen die kosmischen Himmelskräfte auf und wandeln diese in Schwingungen um, die für uns Menschen nützlich und verträglich sind. Welcher Stein mit welchem Gestirn in Verbindung steht, wird dabei schlicht durch das Gesetz der Resonanz bestimmt: Die Schwingungen eines Gestirns werden von jenen Steinen aufgenommen, verstärkt oder harmonisiert, deren Schwingungen ähnlich sind. Ganz so, wie es das Gesetz des ägyptischen Weisen Hermes Trismegistos formuliert: »Wie oben, so unten!«

Auch in der modernen Steinheilkunde gibt es daher Forschungen zur Beziehung von Sternen und Steinen. Da wir seit dem 20. Jahrhundert viel mehr Edelsteine und Mineralien zur Verfügung haben als je zuvor, reichen die überlieferten Zuordnungen nicht mehr aus. Nach dem Prinzip der Ähnlichkeit werden heute neue Entsprechungen zwischen Sternen und Steinen erforscht und in der Praxis erprobt. Maßgebliche Pionierarbeit auf diesem Gebiet leistete Barbara Newerla mit ihrem Buch »Sterne und Steine«.

Aus dem reichhaltigen Wissensschatz, der inzwischen aus Tradition und Moderne entstanden ist, schöpft Karin Stahl nun die Essenz für die vorliegende Buchreihe. Sie zeigt, welche Steine mit den zwölf Sternzeichen in Verbindung stehen, welche Botschaft sie uns bringen und welche Unterstützung sie bieten. Und da diese Beziehung Sternzeichen für Sternzeichen eine ganz individuelle ist, geht sie zuerst auf die Qualitäten des Sternzeichens selbst ein. »Erkenne dich selbst!« ist dabei Ihr Motto, denn Selbst-Erkenntnis ist ja bekanntlich der erste Schritt zur Veränderung ...

Tübingen, Sommer 2007
Michael Gienger

Sterne und Steine

Unter den Gestirnen, die die Erde umgeben, treten zwölf Sternzeichen besonders hervor, da die Sonne diese im Laufe des Jahres einmal durchwandert. Etwas vereinfacht entstand daraus der »Tierkreis«, der zwölf Zeitabschnitte im Jahr repräsentiert. In jedem Zeitabschnitt spiegeln sich bestimmte Himmelskräfte im irdischen Geschehen wider. Und zu jedem Zeitraum gibt es Steine, die diese Kräfte verstärken und harmonisieren.

Das Sternzeichen Krebs

Krebsgeborene erfahren die Welt über ihre Gefühle. Die Zeit des Krebses ist der beginnende Sommer. Zwar ist die Jahreszeit hell und warm, doch die Länge der Tage geht bereits wieder zurück und die Sonne beginnt zu sinken. Dieser Umstand lenkt den Blick nach innen. Nach der extrovertierten Zeit der Zwillinge zeigen sich nun verstärkt innere Reaktionen: Stimmungen und Gefühle. Das Erleben der Krebse wird daher nicht durch objektive Wahrheiten bestimmt, sondern die subjektiven Gefühle prägen ihr Leben und fordern sie zum Handeln auf. Krebsgeborene sind Sammler auf jeder Ebene. Im Materiellen sammeln sie schöne Dinge. Emotional – was ihre Natur ist – machen sie tiefe Erfahrungen, und auf der

Mentalebene sammeln sie Wissen und Weisheiten. Ihr Stützpunkt ist ihr Haus, in das sie sich immer wieder mit den gesammelten Schätzen zurückziehen können – nach dem Motto: »My home is my castle!«

Wer in dieser Zeit geboren ist, wird von diesen Qualitäten besonders geprägt. Das äußert sich im Lebensmotto, der Persönlichkeit und den Gefühlen ebenso wie in der Kommunikation, Motivation und Berufung. Auch Alltag, Schicksal, Gesundheit und natürlich die Liebe bleiben hiervon nicht unberührt!

Mehr dazu finden Sie im Kapitel »Das Wesen des Krebses«.

Die Steine des Krebses

Glücklich werden wir, wenn wir unsere ureigene Natur im Leben entfalten und ausdrücken können. Jedes Sternzeichen hat dabei seine besonderen Begabungen und Herausforderungen. »Glückssteine« sind nun jene Steine, die unsere Begabungen fördern und uns helfen, Herausforderungen zu meistern. Dazu müssen sie unserer Natur entsprechen.

Ein hilfreicher Stein für den Krebs ist daher der Rosenquarz. Er repräsentiert unter anderen Eigenschaften wie »Herzlichkeit« und »liebevolle Fürsorge« – Qualitäten, die der Feinfühligkeit und Empfindsamkeit des Krebses entsprechen. Da alle Krebsgeborenen durch ihn Unterstützung finden, ist er der »Sternzeichenstein« des Krebs.

Darüber hinaus gibt es drei weitere Glückssteine, die dem Anfang, der Mitte und dem Ende des Sternzeichens zugeordnet sind. Jeder dieser »Zehn-Tages-Abschnitte« (»Dekaden«) besitzt seine eigene Note – das Entstehen, der Höhepunkt und das Vergehen der Sternzeichenqualität variieren das grundlegende Thema. Daher gibt es auch für jede Dekade einen besonderen Glücksstein.

Mehr zum Sternzeichenstein und zu den drei Dekadensteinen finden Sie im Kapitel »Die Glückssteine des Krebses«.

Der richtige Stein

Sternzeichen- und Dekadensteine sind grundlegende Glückssteine, die uns immer wieder helfen und unterstützen können. Das bedeutet aber keinesfalls, daß es die einzigen Steine unseres Lebens sind! Unser Leben ist so einzigartig und von so verschiedenen Situationen geprägt, daß immer wieder andere Steine für eine

Zeit unsere Begleiter sein können. Doch die Sternzeichen- und Dekadensteine tauchen häufig immer wieder auf, wiederkehrende Begleiter sozusagen, da sie uns in unserer Grundnatur unterstützen. Doch fühlen Sie sich immer frei, auch andere Steine als Begleiter auszuwählen, insbesondere, wenn Sie sich zu diesen hingezogen fühlen.

Partnersteine

Die größten Glücksmomente, aber auch die größten Herausforderungen unseres Lebens finden wir in Beziehungen und Partnerschaft. Es ist oft nicht leicht, das Lebensmotto, die Eigenschaften und die Vorlieben zweier Persönlichkeiten unter einen Hut zu bringen. Daher hat die Astrologie der Partnerschaft schon immer besondere Aufmerksamkeit geschenkt und die Chancen und Herausforderungen beim Zusammentreffen zweier Sternzeichen genau beobachtet.

Ein Grundproblem ist hier oft das mangelnde Verständnis. Da wir nicht wissen, wie der/die andere genau denkt, fühlt und die Welt betrachtet, bleiben uns viele Äußerungen und Handlungen ein Rätsel. Zur Lösung dieses Rätsels suchen wir nach Erklärungen, doch auch diese sind und bleiben natürlich durch unsere eigene Sicht der Dinge beschränkt.

Die jeweiligen Glückssteine der Sternzeichen können uns helfen, das Rätsel zu lösen und Verständnis zu gewinnen. Wenn wir bewußt im Austausch den Glücksstein unseres Partners tragen, beginnen wir, ähnlich zu fühlen und zu denken und die Welt gewissermaßen durch die Augen unseres Partners zu betrachten. Daraus können echte »Augenöffner« entstehen, die uns das Allerwichtigste in jeder Beziehung wieder erleichtern: Nämlich den anderen so sein zu lassen, wie er ist. – Und das gilt nicht nur für Liebesbeziehungen! Auch für Geschäftspartnerschaften kann das ein Segen sein!

Mehr zu den Partnersteinen finden Sie im Kapitel »Der Krebs und die anderen Sternzeichen«.

Wegsteine

Da Steine uns tatsächlich den Sternen näherbringen können, möchte ich Sie nun gerne auf die Reise durch dieses Büchlein einladen. Nehmen Sie die Herausforderung an, einmal in den Spiegel Ihres Sternzeichens zu schauen? Sind sie bereit, die Botschaft Ihres Glückssteins und seine Unterstützung anzunehmen? Wenn Sie noch skeptisch sind, empfehle ich Ihnen ein Experiment: Tragen Sie Ihren Glücksstein einfach eine Woche lang bei sich. Beobachten Sie, was geschieht und lesen Sie erst nach dieser Woche das vorliegende Büchlein. Sie werden sehen, es lohnt sich!

Das Wesen des Krebses

21. Juni - 22. Juli

Das Motto des Krebses: »Ich fühle«

Die gefühlsmäßige Tönung Ihrer Umgebung ist ein wesentlicher Faktor für Ihr Wohlbefinden. Ihre Leistungsfähigkeit, Ihre Produktivität und Ihr Lebensmut hängen stark davon ab, ob Sie sich in einer positiven, emotional unterstützenden Atmosphäre entfalten können. An Ihrem großen inneren Reichtum lassen Sie großzügig alle Nahestehenden, insbesondere Ihre Familienangehörigen teilhaben. Eine rationale, ökonomisch begründete Zielvorstellung liegt Ihnen fern. Mitunter können Sie sich leicht in Phantasien und illusionären Wünschen verlieren und unter Verstimmungen leiden, wenn sich ihre Bedürfnisse aus naturgegebenen Gründen nicht verwirklichen lassen. Andererseits setzen Sie zur Realisierung Ihrer *eigenen*

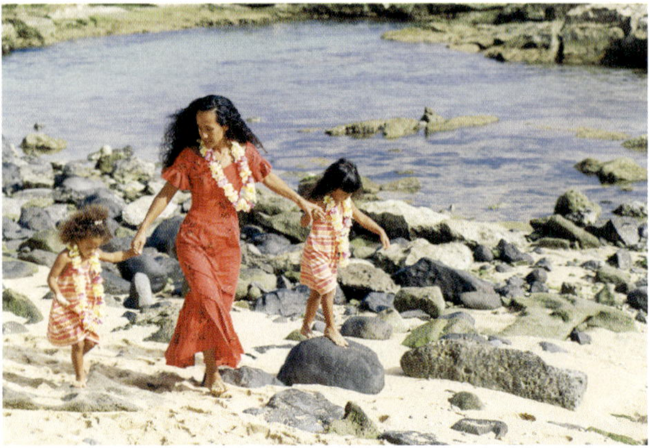

Bedürfnisse oft nicht Ihre volle Kraft ein, was bisweilen sogar zu einer gewissen Passivität führen kann. Hingegen finden Sie im Einsatz *für andere* eine große Befriedigung. Mit Ihrer Fähigkeit, die Dinge einfach geschehen zu lassen und spontan und intensiv zu genießen, erleben Sie außerdem Momente tiefen, persönlichen Glücks.

Der Krebs in seinem Element

Da der Krebs ein Wasserzeichen ist, haben Sie ein sehr reichhaltiges und tiefes Gefühlsleben. Sie sind leicht beeindruckbar und beeinflußbar. Erfahrungen, die bei anderen Menschen wie Wasser abfließen, sammeln sich bei Ihnen an und hinterlassen tiefe Spuren in Ihrer Seele. Sie brauchen viel Zeit, um das Erlebte zu verarbeiten und sich noch einmal bewußt zu machen, was es für Sie bedeutet. Fehlt Ihnen diese Zeit, gleitet manches Erlebnis ins Unbewußte ab und kann dort zur störenden Belastung werden. In solchen Momenten fühlen Sie sich mißgestimmt oder traurig, ohne genau zu wissen, warum. Ihre Mitmenschen können diesen Wesenszug bei Ihnen als Launenhaftigkeit empfinden; für Sie selber ist es dann wichtig, sich aus dem Alltagstrubel zurückzuziehen und den Weg zurück zum Ursprung Ihrer Gefühle zu gehen. Ihre große Sensibilität verleiht Ihnen auch ein großes Einfühlungsvermögen in andere. Sie spüren oft, wie es um Ihre Mitmenschen steht, ohne daß diese es aussprechen müssen. Dies kann zur Folge haben, daß Sie ausgenutzt werden

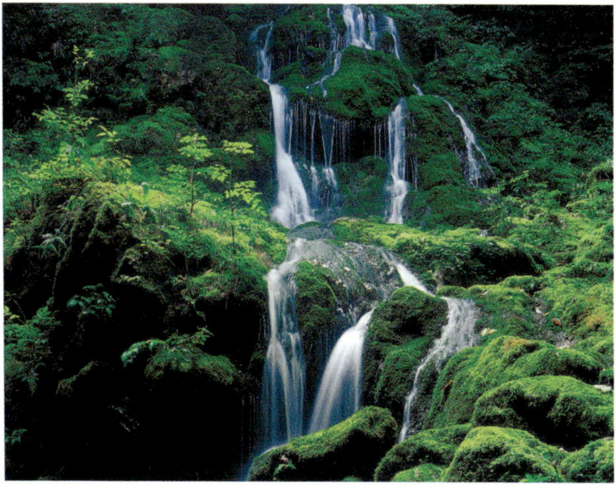

oder daß Sie sich selber allzu sehr mit den Problemen anderer belasten. Wenn Sie fähig sind, immer wieder die nötige Distanz einzunehmen, haben Sie die Kraft, anderen beizustehen, wenn Sie wirklich gebraucht werden.

Die Krebs-Persönlichkeit

Sie sind ein Mensch mit einer tiefen Bindung an Herkunft und Familie. Sie fühlen sich wohl im trauten Kreis Ihrer Lieben und haben die Neigung, sich gerne dorthin zurückzuziehen, wenn Ihnen die Alltagswelt allzu rauh und unfreundlich erscheint. Sie verfügen über eine sehr reiche Gefühlswelt und fühlen sich von Menschen, die das Leben nur aus rationaler Sicht sehen, oft mißverstanden. Der Sinn für das Praktische ist Ihnen durchaus eigen, doch ist Ihre Tätigkeit im allgemeinen nicht von eigennützigen Zielen geleitet, sondern vom Verantwortungsgefühl für die Menschen, die Sie gernhaben und denen Sie sich verpflichtet fühlen. Da Sie sehr empfindsam und leicht verletzlich sind, können Sie vielleicht der Versuchung unterliegen, sich schnell abzukapseln. Oder Sie umgeben sich mit einer harten Schale der Unnahbarkeit, die Ihre weichen Seiten verbergen soll. Mit Ihrer großen Emotionalität haben Sie anderen Menschen jedoch sehr viel zu geben. Wer Schutz und Pflege braucht, ist bei Ihnen in guten Händen. Sie reagieren sehr sensibel

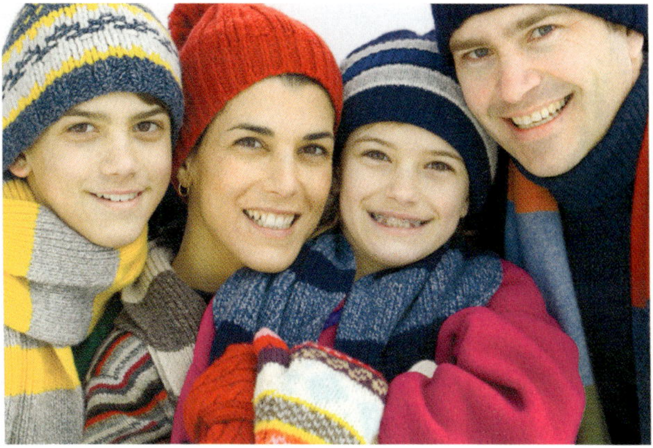

auf Stimmungsschwankungen. Oft können Sie sich die Gründe dafür selber nicht genau erklären und fühlen sich ihnen dann regelrecht ausgeliefert. Sie haben daher manchmal vielleicht Mühe, sich wirklich als Herr über Ihr eigenes Leben zu fühlen. Das Verhalten Ihrer Umwelt gegenüber ist von einer großen emotionalen Verbindlichkeit geprägt. Es gelingt Ihnen sehr rasch, Ihre Mitmenschen gefühlsmäßig anzusprechen und eine Stimmung der persönlichen Nähe und Geborgenheit zu vermitteln. Das offene und direkte Zeigen der eigenen Gefühlslage erscheint manchen Menschen jedoch mitunter als manipulativ. Sie verbergen dahinter aber gar keine festen Absichten, sondern es entspricht einfach Ihrer Art, daß Sie mit Ihren Gefühlen nicht hinter dem Berg halten können und wollen. In einer geschützten, eher häuslich geprägten Umgebung fühlen Sie sich daher wohler als in Bereichen, in denen es um harte Auseinandersetzung und Durchsetzungsfähigkeit geht. Sie gehören nicht zu den Menschen, die jederzeit die Initiative an sich reißen wollen. Im Gegenteil: Sie halten sich gerne etwas im Hintergrund, warten erst einmal ab, was die anderen tun und wie sich die Dinge entwickeln. Sie können mit Ihren Kräften haushalten und vermeiden es, sich zu verausgaben. Sie benötigen meist etwas länger, bis Sie wirklich von einer Sache überzeugt sind, und halten nichts von übereilten Entscheidungen.

Der Krebs und die Gefühle

Ein starkes Bedürfnis nach seelischer Geborgenheit und tiefer emotionaler Bindung prägt Ihr Gefühlsleben. Manchmal fühlen Sie sich den Menschen, die Sie lieben, so eng verbunden, daß es Ihnen schwerfällt, ihnen den nötigen Spielraum zuzugestehen. Ablösungsprozesse bereiten Ihnen tiefe Schmerzen. So haben Sie vielleicht auch schon den Wunsch verspürt, notwendige Entwicklungsschritte bei anderen zu verlangsamen oder ganz zu unterbinden, wenn Sie befürchten mußten, daß diese von Ihnen wegführen. Durch Ihre große Empfindsamkeit können Sie anderen Menschen große Nähe, Wärme und Zuwendung vermitteln. Sie reagieren schnell und intensiv auf Stim-

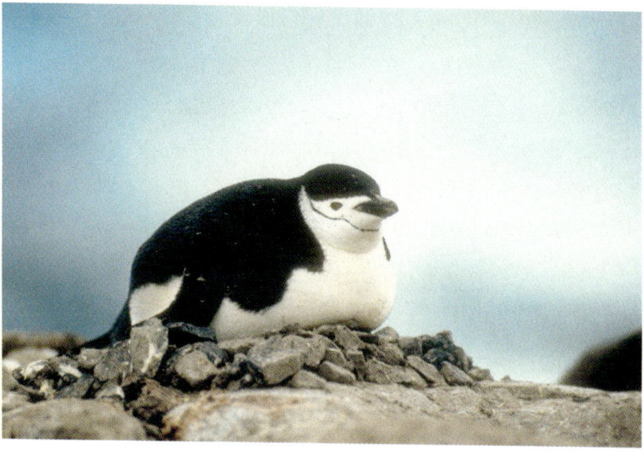

mungsschwankungen, von denen Sie oft selber nicht genau wissen, woher sie kommen. Für Ihre Mitmenschen ist es dann mitunter nicht ganz leicht, Ihnen bei diesen Wechseln folgen zu können. Sie erleben sich selbst manchmal als wenig durchsetzungskräftig, und es ist Ihnen vielleicht schon passiert, daß Sie aus einer Position der Hilflosigkeit heraus versucht waren, Ihre eigene Schwäche manipulativ als Waffe einzusetzen. Statt demonstrativem Rückzug können Sie sich mitunter auch in heftige, äußere Betriebsamkeit stürzen, um damit Ihre tiefe innere Bewegtheit zu bewältigen. Wenn Sie den Austausch suchen und den Mut haben, sich in Ihrer Verletzlichkeit zu zeigen, geben Sie anderen die Chance, Ihre Gefühle zu verstehen und vielleicht sogar von Ihnen zu lernen.

Die Kommunikation des Krebses

Denken und Fühlen sind für Sie keine getrennten Bereiche, sondern gehen nahtlos ineinander über. Wenn Sie sich für etwas interessieren, dann tun Sie dies im wörtlichen Sinn mit Leib und Seele. Wenn Sie Neues lernen müssen oder wollen, fällt Ihnen dies in einer angenehmen, freundlichen Atmosphäre, die Sie emotional unterstützt, sehr viel leichter. Sie besitzen die Fähigkeit, sich in die innere Verfassung anderer Menschen einzufühlen und Stimmungen sehr sensibel wahrzunehmen, doch fällt es Ihnen oft nicht so leicht, das, was Sie fühlen, auch in Worten auszudrücken. Dadurch könnten Sie versucht sein, sich zurückzuziehen und Ihre Sicht der Dinge hinter dem Berg zu halten. Wenn Sie sich zutrauen, das, was Sie empfinden, auch zu äußern, können Sie die oft allzu einseitig logische

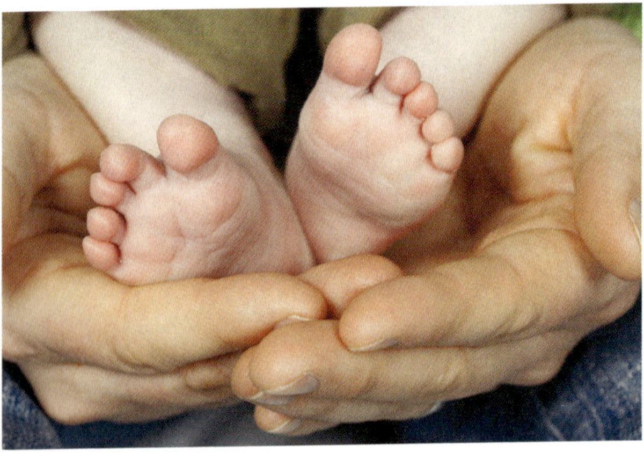

Sichtweise Ihrer Mitmenschen um eine wichtige, menschliche Dimension bereichern.

Die Motivation des Krebses

Ihre Tatkraft und Einsatzbereitschaft ist stark von Ihren momentanen Stimmungen abhängig. Sie wollen bei allem, was Sie tun, auch mit dem Gefühl bei der Sache sein, sonst verliert Ihr Engagement den Sinn. Ihre Kräfte erlahmen dann rasch. Sie arbeiten nicht gerne alleine für irgendein abstraktes Ziel vor sich hin, sondern sind für Ihre Leistungen auf eine freundliche, anerkennende Rückmeldung angewiesen. Die direkte und offene Konfrontation mit Ihren Mitmenschen vermeiden Sie lieber. Wenn Ihnen eine Angelegenheit aber wirklich am Herzen liegt, können Sie auf andere einen so konstanten, emotionalen Druck ausüben, daß sich diese schließlich Ihren Wünschen fügen. Generell verlassen Sie sich bei der Wahl Ihrer Handlungsstrategien weniger auf rationale Überlegungen oder spontane Eingebungen als vielmehr auf das, was Sie gefühlsmäßig anspricht. Motivation für Ihre Durchsetzung ist, daß Sie mit Ihren inneren Gefühlen hinter den angestrebten Zielen stehen können.

Die Berufung des Krebses

Die Schaffung eines Nestes der Geborgenheit für Ihre Familie ist eines der großen Anliegen in Ihrem Leben. Sie haben aber nicht die Absicht, sich darin zu verkriechen und abzuschließen, vielmehr ist es Ihnen ein Anliegen, daß Werte wie Fürsorglichkeit, Anteilnahme und menschliche Wärme auch im allgemeinen, öffentlichen Leben vermehrt zum Tragen kommen. In diesem

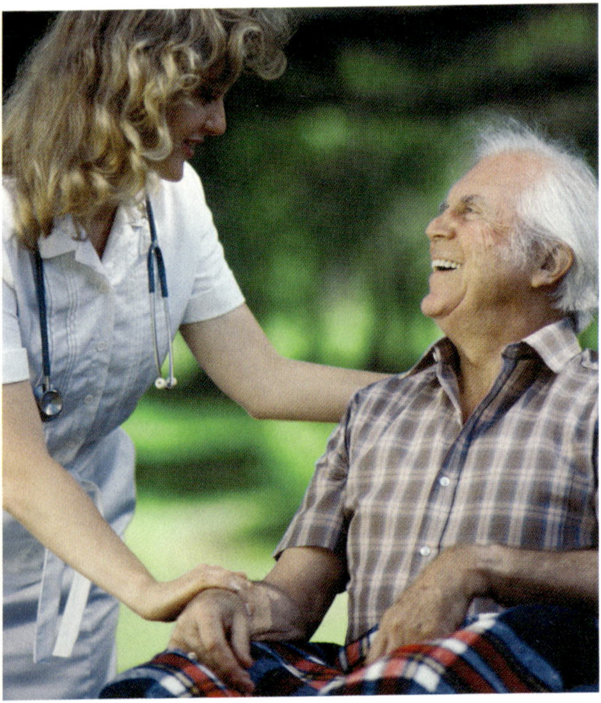

Sinne versuchen Sie, Gefühlsbetontheit und Effizienz in einen Einklang miteinander zu bringen, der nicht nur im trauten, geschützten Raum Bestand hat, sondern auch in einem weiteren, »offiziellen« Rahmen. Fürsorgende, pflegende und helfende Berufe entsprechen daher Ihren Stärken, doch können Sie diese auch in unzähligen anderen Bereichen einbringen, wenn die Voraussetzung besteht, daß Sie in Ihrem Arbeitsbereich Verantwortung übernehmen dürfen. Es ist gut möglich, daß Sie zur »Seele« des Betriebes oder der Abteilung werden, die für ein gutes Einvernehmen der Mitarbeiter und für eine gute Atmosphäre am Arbeitsplatz sorgt. Wo immer Sie diese Aspekte finden oder schaffen können, wird Ihnen eine erfüllende Arbeit möglich sein.

Der Krebs im Alltag

Emotionale Bindungen bilden die Grundlage, auf der Sie Ihr Leben gestalten. Ihre Überzeugungen und Lebensideale entsprechen nicht logisch kalkulierten, intellektuellen Konstrukten, sondern stammen aus familiär überlieferten, herkömmlichen Vorgaben, die stark gefühlsmäßig geprägt sind. Neue Erfahrungen verbinden Sie mit Ihren bisherigen Strukturen auf organische Weise zu einer ganzheitlichen Lebensauffassung. Da Sie in Ihrem Erleben und Empfinden stark von gefühlsmäßigen Strömungen beeinflußt werden, bewerten und verarbeiten Sie auch neue Erfahrungen gemäß den Stimmungen und Emotionen, welche diese bei Ihnen wachrufen. So wie positive Ereignisse in Ihnen ein intensives Hochgefühl wachrufen können, vermag Ablehnung, Kritik oder Mißerfolg Sie tief und nachhaltig zu kränken. Die unmittelbare Befindlichkeit kann deshalb als stark abhängig von äußeren Umständen erlebt werden. Mitunter verspüren Sie daher vielleicht das Bedürfnis, sich gewisse Schutzmechanismen gegen eine all zu große Empfänglichkeit und Verletzlichkeit zuzulegen.

Das Schicksal des Krebses

Ihr Schicksal ist verschieden, je nach dem, ob Sie ein ruhiger und seßhafter Krebs sind oder der andere Krebs-Typ, der dauernd unterwegs ist. Im ersten Fall werden Sie oft schon sehr früh im Leben Wurzeln schlagen, manchmal sehr jung heiraten, und im zweiten Fall werden Sie sich nie festlegen, nirgends lange verweilen. »My home is my castle!« ist Ihr Motto im ersten Fall – »Home is where my heart is!« im zweiten Fall. Doch in beiden Mottos spielt das »Heim« eine wichtige Rolle, daher sind das (emotionale) Heim oder die (geistige) Heimat immer und überall die Faktoren, die Sie suchen und die Ihr Leben bestimmen. Sie brauchen einen Platz, an dem Sie »Anker werfen« und eine Umgebung, in der Sie sich »daheim« fühlen können. Entwurzelung ist pures Gift für Sie! Nehmen Sie sich

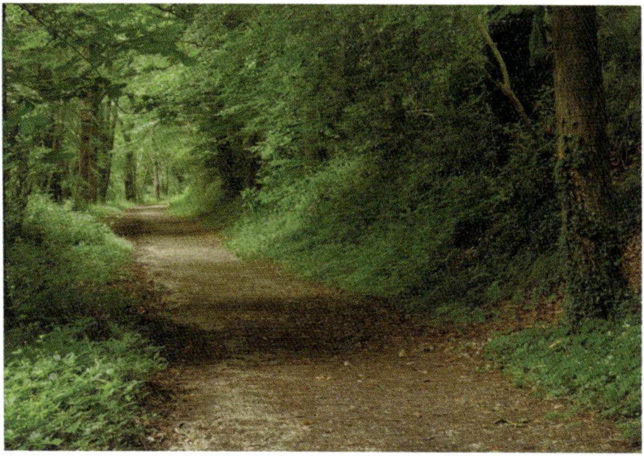

daher die Zeit, sich immer wieder auf Ihre Wurzeln zurückzubesinnen, zu schauen, woher Ihre Erfahrungen, Kenntnisse und Fähigkeiten stammen. Dann werden Sie auch die Menschen, Orte und Bereiche im Leben finden, wo Sie »hingehören«.

Die Gesundheit des Krebses

Seit alters her werden dem Krebs der Magen und die Brust zugeordnet. Hier äußert sich die Energie des »Nährens« und der »Fürsorge« sowohl uns selbst gegenüber (Nahrungsaufnahme über den Magen), als auch anderen gegenüber (wenn wir an die Mutterbrust denken). Versuchen Sie deshalb, obwohl Sie eine große Vorliebe fürs Essen haben, nicht zu viel, zu wahllos oder in Unruhe zu essen. Ihr Magen wird sich

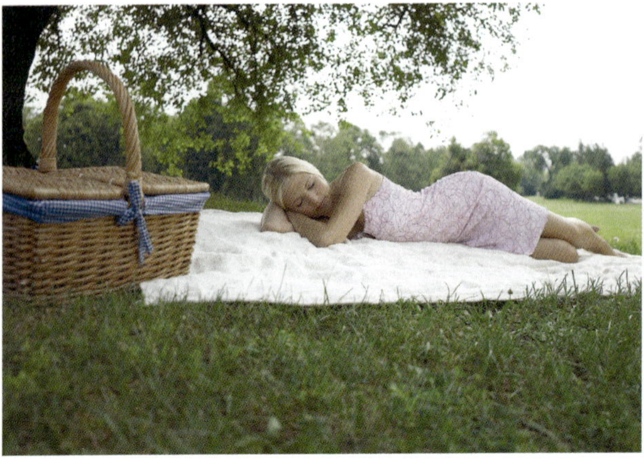

sonst rächen! Auch die Gefahr des »Kummeressens« sollten Sie im Auge behalten, denn Nahrungsaufnahme ist kein wirklicher Ersatz für seelische Geborgenheit. Geben Sie Ihrem Gefühlsleben Nahrung, gönnen Sie sich Rückzugszeiten (die sind völlig in Ordnung und für Sie notwendig!) und geben Sie den Dingen Raum, die für Sie angenehm und wohltuend sind. Das gibt Ihnen Kraft, so daß selbst Sorgen nicht so schnell auf den Magen schlagen. Vergessen Sie ebenfalls nicht, daß Sie ein Schläfer sind. Sie brauchen Ruhe und Schlaf mehr als andere. Zeiten der Stille und Zeiten des Schlafs sind ebenfalls »Rückzugsräume«, in denen Sie sich und Ihre Gesundheit stärken.

Der Krebs und die Liebe

Mit Ihrem ausgeprägten Sinn für Romantik verspüren Sie vermutlich das Bedürfnis, sich einem geliebten Menschen ganz hinzugeben und mit ihm Momente der Einheit und Harmonie zu erleben. Ihre große Liebesfähigkeit können Sie am besten in einem geschützten Rahmen entfalten, in dem Sie darauf vertrauen können, daß Ihre emotionale Offenheit nicht mißbraucht wird. Sie schätzen ein angenehmes, wohnliches Heim und verstehen es, für Ihre Liebsten eine gemütliche Atmosphäre zu schaffen, in der sie sich wohl und geborgen fühlen. Wenn Sie sich im Kontakt mit rauheren Umgangsformen befinden, auf Widerstand oder sogar auf Ablehnung stoßen, fällt es Ihnen nicht leicht, sich von Ihren Gefühlen zu distanzieren und sich auf eine rationale Ebene zu begeben. In der

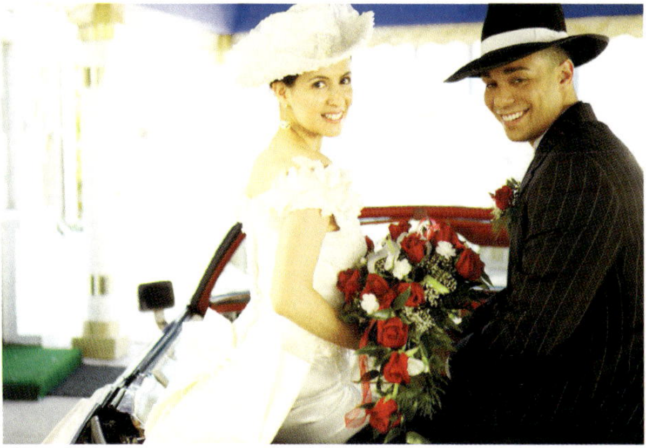

Regel ziehen Sie sich dann verletzt zurück. Andererseits mag Ihnen manche Enttäuschung erspart bleiben, weil Sie jeweils recht genau spüren, ob die gezeigten Gefühle einer anderen Person echt sind oder nur aus taktischen Gründen vorgespielt werden. Wo Sie jedoch auf echte Gefühle treffen und Ihre eigenen Gefühle erwidert werden, dort blühen Sie auf, finden Ihr Glück und können auch Ihren Partner glücklich machen.

Die Glückssteine für den Krebs

Rosenquarz – Glücksstein des Sternzeichens

Rosenquarz ist ein transparenter rosafarbener Quarz. Die Wirkungen der rosa Farbe – Herzlichkeit und Wohlbefinden – werden in diesem Stein durch die lebenskraftstärkende Eigenschaft des Quarzes unterstützt. Rosenquarz ist der Herzensschlüssel zur Eigenliebe und Selbstachtung. Er bringt uns zu den Wurzeln und dazu, uns selbst zu lieben und zu achten. Somit schafft er die Voraussetzungen, unsere Mitmenschen so anzunehmen, wie Sie sind. Im Herzen muß Platz sein, damit die Liebe hinein und hinausfließen kann. Der Rosenquarz bringt die Liebesfähigkeit auf eine höhere Stufe, zeigt das Eingebundensein in den allumfassenden Raum des Universums und ermöglicht uns dadurch, die alten Verletzungen, die uns auf der Herzebene zugefügt wurden, aus einer anderen Sicht zu betrachten. Er macht empfänglich für liebevolle, zarte, empfindsame und mitfühlende Qualitäten. Seine sanften und weichen, aber bestimmten Energien fördern die Gewißheit: »Das Weiche und Sanfte überwin-

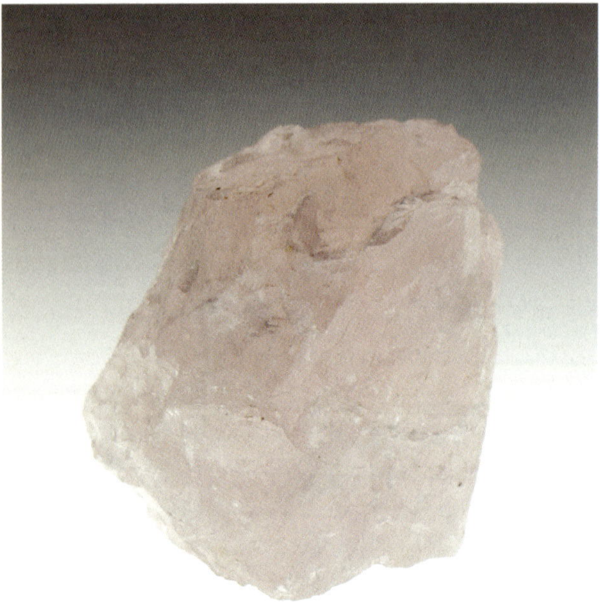

det das Harte und Starke.« Er wirkt stärkend und beruhigend auf unsere Seele. Rosenquarz macht aufgeschlossen optimistisch, romantisch, kunstsinnig und kreativ. Bei jungen Kindern fördert er die körperliche und emotionale Entwicklung, bei Erwachsenen bringt er wieder mehr kindliche Unbefangenheit und Neugierde. In Partnerschaften heilt er Streitigkeiten und Unverständnis. Er fördert unsere Sehnsucht nach Geborgenheit und Nähe in einer Partnerschaft, die von Schönheit und Harmonie erfüllt ist. Manchmal kann er zu einem Neustart in der Partnerschaft und Liebe helfen. Er macht offener für die Bedürfnisse des anderen, bringt neues Licht in die Sichtweise der Liebe, alte und verhärtete Strukturen kann er mit seiner sanften, aber bestimmten Schwingung auflösen.

So wie Rosenquarz auf der seelisch-geistigen Ebene auf unseren Herzbereich wirkt, so wirkt er auch auf der Körperebene stärkend und stabilisierend auf Herz und Blutgefäße. Er harmonisiert unseren Herzrhythmus und unseren Blutkreislauf. Rosenquarz stimuliert die Nieren, die Geschlechtsorgane, hilft bei sexuellen Problemen und regt die Fruchtbarkeit an. Rosenquarz stärkt die Empfängnisbereitschaft, da er eine positive Einstellung zum Nähren und Fördern von Kindern bringt.

Am Arbeitsplatz bewirkt der Rosenquarz ein besseres Sozialverhalten untereinander und regt an, den eigenen Arbeitsplatz etwas freundlicher zu gestalten. Rosenquarz kann – radiästhetischen Untersuchungen zufolge – viele linksdrehende Schwingungen in rechtsdrehende umwandeln. Dadurch können Strahleneinflüsse für den Organismus verträglicher werden. Häufig wird Rosenquarz daher im Arbeitsraum in die Nähe des Computers gestellt.

Chakrenzuordnung: Rosenquarz wird dem Herz-Chakra zugeordnet. Er fördert die geistig-spirituelle Entwicklung. Mit liebevoller Geduld und ganz sanft »treibt« er uns voran.

Rosenquarz – Glückstein der ersten Dekade (21.6. - 1.7.)

Der Krebs ist der Romantiker im Tierkreis. In der ersten Dekade Krebs entwickelt sich die weiche, einfühlsame und romantische Seite, die Geborgenheit und Wärme sucht. Da Venus die Dekadenherrscherin der ersten Krebsdekade ist, haben Krebsgeborene dieser Dekade ein tiefes Verlangen nach Harmonie sowie eine starke Liebe und Hingabefähigkeit.

Im Rosenquarz mit seiner zarten sanften Rosa-Schwingung spiegeln sich diese Krebsqualitäten wider. Er ist eine Quelle von Sanftheit, Liebe und friedlicher, einfühlsamer Zärtlichkeit. Bereits im Mittelalter war Rosenquarz als Stein der Liebe begehrt. Ein Stein, der in Herzensangelegenheiten wie z.B.

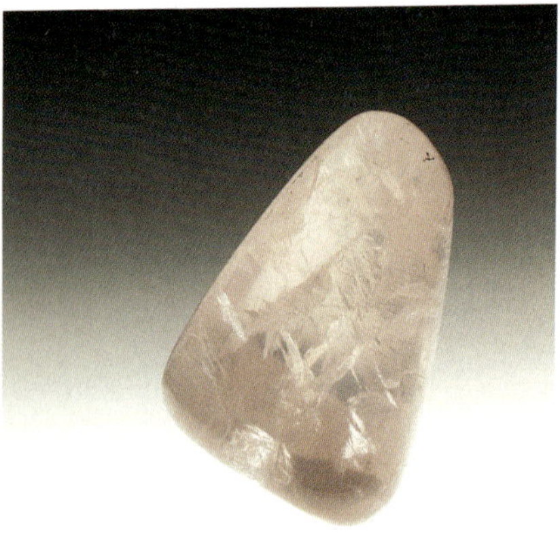

unglücklicher Liebe oder bei »gebrochenen Herzen« helfen sollte. Romantiker sahen im Rosenquarz schon immer die wundervolle Kraft und Energie der Göttin Aphrodite. Er schien ihnen durchdrungen von Ihrer Sanftheit, aber auch Bestimmtheit, von der Liebe und dem Schönheitssinn. Rosenquarz hilft Krebsgeborenen der ersten Dekade, Liebe, Wärme und Geborgenheit in sich zu entwickeln und dadurch auch in der Außenwelt zu finden. Er ist ein »kuscheliger« Stein, der das Kuscheln tatsächlich noch schöner macht.

Chakrenzuordnung: Rosenquarz wird dem Herz-Chakra zugeordnet.

Labradorit – Glückstein der zweiten Dekade (2.7. - 11.7.)

Menschen, die im Zeichen Krebs geboren sind, haben einen tiefen Zugang zu Ihren Seelenbildern. Der Bereich, in dem sich der Krebs geborgen und geschützt fühlt, ist seine Familie. Die stete Verbundenheit mit Heimat, Familie und Kindheit bringen den einen oder anderen dazu, sich mit seiner Familiengeschichte oder auch seiner Ahnenreihe zu beschäftigen und ihr auf den Grund zu gehen.

Labradorit ist der Stein für Krebsgeborene der zweiten Dekade mit ihrem Dekadenherrscher Merkur. Dieser tiefgründige Stein, der erstmalig auf der Halbinsel Labrador in Kanada entdeckt wurde, spiegelt

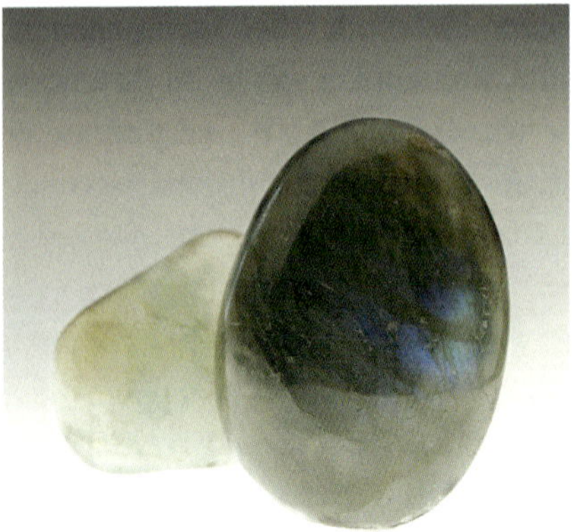

das eigene innere Licht. Sein faszinierendes farbiges Schillern läßt Bilder aus den eigenen Seelentiefen aufsteigen. Das Farbenspiel dieses Steins zieht »magnetisch« an, Phantasien werden angeregt und Begeisterung geweckt. Ist man erst einmal in Schwung, vermittelt er eine lebendige aber manchmal auch etwas zu sprunghafte kreative Denkweise. Mit Hilfe des Labradorit taucht man in die Tiefen des Unbewußten und in die eigene Vergangenheit ein. Er rührt Erinnerungen, Bilder und Gefühle an, die lange Zeit im Verborgenen geruht haben, und löst Illusionen auf – eigene Vorstellungen, mit denen wir den unverschleierten Blick in unsere Innenwelt verstellt haben. Labradorit führt Erinnerungen, Wünsche und Ziele so deutlich und bunt schillernd wie seine eigene Farbenpracht vor Augen, so daß ihr wahrer Gehalt erkennbar wird. Je nach gegenwärtiger Verfassung kann das befreiend oder unangenehm sein, denn Labradorit fragt nicht nach »angenehm« oder »unangenehm«, er ist ganz einfach ein Türöffner zu unserem Unbewußten. Dankbarerweise hilft er jedoch, auf kreative Weise Lösungen zu finden, wenn wir die Dinge so sehen, wie sie sind – und sie uns nicht gefallen. Dies wirkt befreiend, vieles kann sich nun auflösen, anderes wird mit Begeisterung und einer Fülle von Ideen direkt in die Tat umgesetzt.

Auf der Körperebene erweist sich Labradorit als blutdrucksenkend sowie ausgleichend auf den Kreislauf und den Herzrhythmus. Er lindert Kälteempfindlichkeit und Wetterfühligkeit. Indem er »Bauch« und »Kopf« ausbalanciert, sorgt er für ein gutes energetisches und emotionales Gleichgewicht. Labradorit ist ein Schutzstein vor äußeren Einflüssen. Er hilft, bei sich zu bleiben und die Aufmerksamkeit auf sich zu richten. Labradorit wirkt beruhigend, macht besinnlich und introvertiert.

Chakrenzuordnung: Labradorit wird dem Stirn-Chakra zugeordnet.

Mondstein – Glücksstein der dritten Dekade (12.7. - 22.7.)

Im Lebensgefühl der dritten Dekade sind die Eigenschaften des Wassers vorherrschend, da der Mond

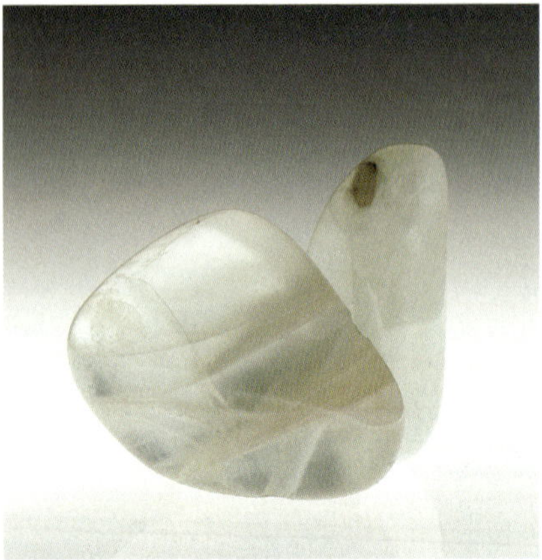

zugleich Herrscher des gesamten Sternzeichens Krebs sowie der dritten Dekade im besonderen ist. Eine Wasserbetonung bringt Bewegung in Beziehungen und tiefe Gefühle sowie eine enorme Anpassungsfähigkeit und ein außerordentliches Einfühlungsvermögen. Krebsgeborene können durch ihr starkes Einfühlungsvermögen und ihre Sensibilität, die im Partner verborgenen Fähigkeiten erkennen und durch ihre selbstlose Liebe aus ihm »hervorlieben«. Diese Menschen erfühlen die Welt und handeln intuitiv. Der Mondstein ist der Stein dieser Dekade

Wie der Name schon sagt, wird der Mondstein dem Mond, dem Herrscher des Krebses, zugeordnet. Traditionell gilt er als Intuitions-, Gefühls- und Herzensstein. Er wurde in Fernost und dem Orient als Glücksstein und für Liebeszauber eingesetzt. Viele Völker verwenden den Mondstein für Rituale, die mit dem Mond und der Fruchtbarkeit zusammenhängen. Der Stein wird nicht nur auf dem Körper getragen, sondern auch in Bäume und Pflanzen gehängt, um ihre Fruchtbarkeit zu erhöhen und eine größere Ernte zu erzielen.

Das Innenleben des Mondsteines ist durch verschiedene Mineralstoffe, die sich trennen und vermischen, ständig in Bewegung – so wie auch der Mond sich durch seinen Lauf am Himmel ständig verändert. Dadurch kann Mondstein sein Aussehen, abhängig von der Stimmung seines Trägers und der Atmosphäre seiner Umwelt, immer wieder verändern. Bei genauer Beobachtung findet man sogar die Rhythmen der Natur, der Sterne und Planeten, aber vor allem den Mondzyklus in seinen Veränderungen widergespiegelt. Mondstein bewirkt eine wesentliche Öffnung für Gefühle und Stimmungen. Er sensibilisiert und fördert das Einfühlungsvermögen. Mondstein regt das Traumbewußtsein an. Vor allem in Vollmondnächten werden die Traumereignisse realer. Er macht empfindsam für die eigenen inneren Zyklen und Rhythmen und bringt diese wieder in Übereinstimmung mit den Rhythmen der Natur.

Mondstein vermag dank seiner sanften und doch kräftigen Schwingungen bis in die sensibelsten und empfänglichsten Bereiche unserer Seele vorzudringen. Er bringt uns mit dem Weiblichen an sich in Kontakt, wirkt positiv unterstützend auf Intuition und Hingabe, das »Weiche« und Empfindsame in uns. Er unterstützt Frauen, ihre Weiblichkeit zu leben, und bei Männern macht er die weiblichen Anteile bewußt.

Auf der Körperebene wird Mondstein bei allen Frauenkrankheiten, bei Schwangerschaftsproblemen sowie während oder nach der Geburt eingesetzt. Er reguliert den Hormonhaushalt, fördert die Fruchtbarkeit, aktiviert die Drüsen und die weiblichen Geschlechtsorgane. Mondstein regt die Tätigkeit der Zirbeldrüse an und bringt über deren Lichtimpulse die inneren Hormonzyklen in Übereinstimmung mit den Naturrhythmen. Auch in der Pubertät oder bei Wechseljahresbeschwerden wirkt er harmonisierend auf die Hormonumstellung.

Chakrenzuordnung: Mondstein wird dem Herz-Chakra zugeordnet. Zur Förderung des spirituellen Erlebens kann Mondstein auch auf das »Dritte Auge« (den Punkt zwischen den Augenbrauen) aufgelegt werden. Zur Verbesserung des seelisch-mentalen Erlebens kann er aufs Herz gelegt werden.

Anwendung der Glückssteine

Sie können Ihren Glücksstein über längere Zeit als Kette, Anhänger oder Handschmeichler bei sich tragen. Verwenden Sie ihn, wenn Sie sich zu ihm hingezogen fühlen. Gönnen Sie sich und dem Stein aber auch ab und zu eine Pause.

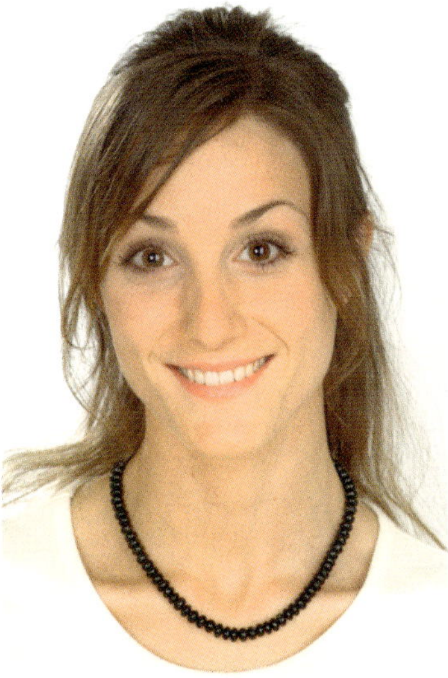

Wenn Sie das Gefühl haben, daß Ihr Glücksstein einen besonderen Bezug zu einem bestimmten Körperbereich hat – oder wenn Sie das einfach einmal ausprobieren möchten –, so können Sie ihn auch für einige Zeit dort auflegen (lassen).

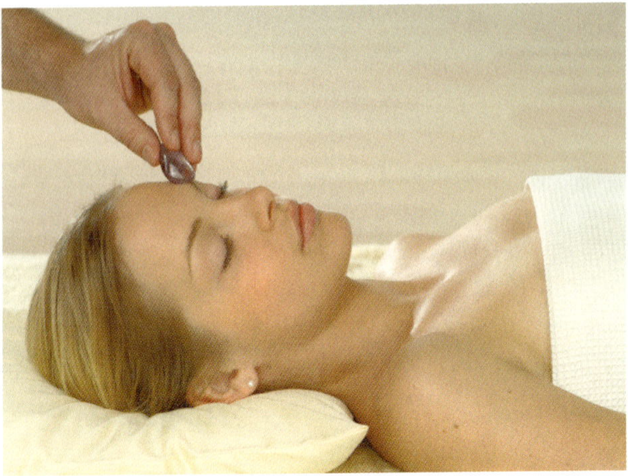

Als Edelsteinstab, Griffel oder länglichen Trommelstein können Sie Ihren Glückstein zum Energetisieren, Entspannen und Genießen sowie zur Wohlfühlmassage verwenden. Anleitungen hierzu finden sie in dem Buch »Edelstein-Massagen« von Michael Gienger.

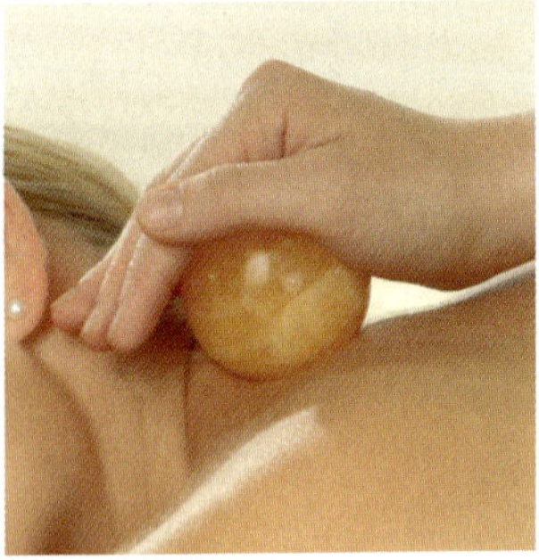

Eine sehr schöne Begegnung mit Ihrem Glückstein ist die kontemplative Meditation. Nehmen Sie sich regelmäßig eine Zeit der Ruhe, in der Sie Ihren Glückstein betrachten oder (nach Gefühl) auf Bauch, Herz oder Stirn auflegen. Sie können ihn auch einfach in die Hand nehmen, während Sie in einer Zeit ungestörter Stille einfach »nur da sind«. Solche Zeiten, und wenn es nur einige Minuten täglich oder nur einmal pro Woche ist, bringen viel Kraft, Ruhe und Bewußtheit in unser Leben.

Wenn Sie mehrere Exemplare Ihres Glückssteins besitzen, können Sie sich zur Meditation auch in einen Kreis aus diesen Steinen setzen oder legen. Auch das ist eine wundervolle Erfahrung.

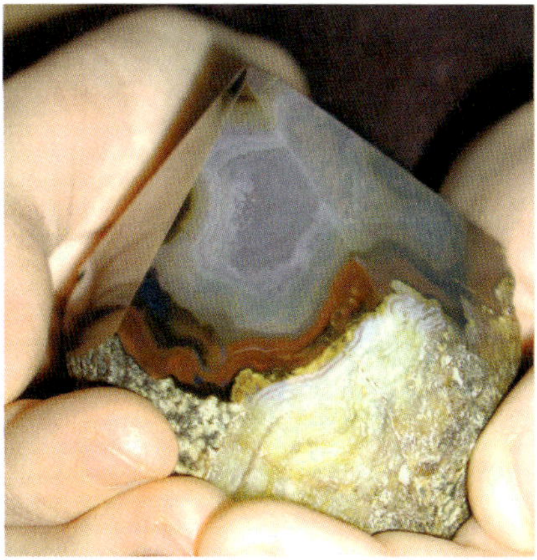

Größere Steine können zur Raumenergetisierung im Zimmer oder der Wohnung aufgestellt werden. Sie verändern die Atmosphäre eines Ortes und können dadurch unsere Lebensqualität verbessern.

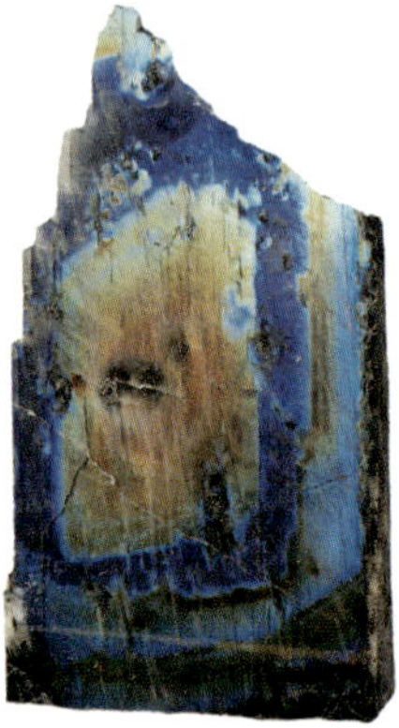

Eine intensive Wirkung bietet auch die innere Einnahme von Edelsteinwassern oder Edelstein-Elixieren. Dazu sollten Sie sich jedoch in der Literatur genauer informieren, z. B. in dem Buch »Edelsteinwasser« von Michael Gienger und Joachim Goebel oder in dem Buch »Edelstein-Elixiere« von Rolphe Alcide Grimaître.

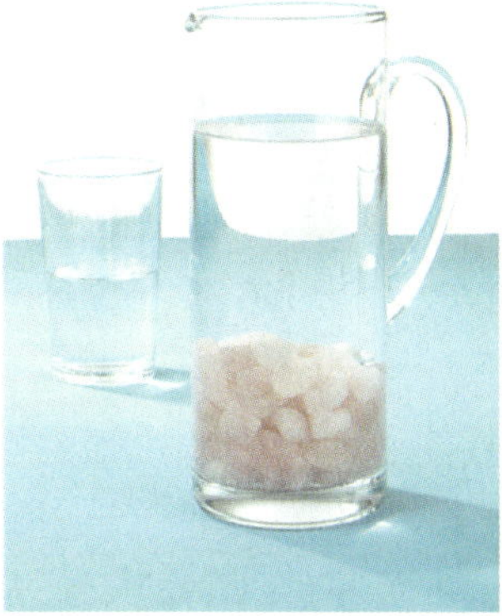

Der Krebs und die anderen Sternzeichen

Die größten Glücksmomente, aber auch die größten Herausforderungen unseres Lebens finden wir in Beziehungen und Partnerschaft. Es ist oft nicht leicht, das Lebensmotto, die Eigenschaften und die Vorlieben zweier Persönlichkeiten unter einen Hut zu bringen. Die folgenden Abschnitte charakterisieren daher zunächst einmal das »typische« Zusammentreffen zweier Sternzeichen in einer Partnerschaft. Doch lassen Sie sich davon bitte nicht irritieren: Was auf den ersten Blick sehr harmonisch erscheint, kann in Langeweile enden. Und was auf den ersten Blick sehr problematisch erscheint, kann durch den beständigen Reiz des Neuen und Unbekannten gerade zu einer lebendigen Partnerschaft führen.

Ob wir in einer Partnerschaft das Optimale oder nur das Minimale dessen realisieren, was das Zusammentreffen der verschiedenen Qualitäten ermöglicht, liegt im wesentlichen an zwei Faktoren: An dem Verständnis,

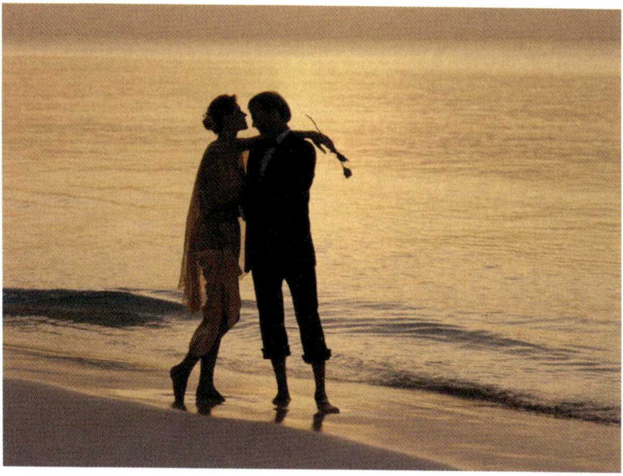

das wir füreinander entwickeln, und an der Toleranz, den anderen so sein zu lassen, wie er ist. Beides gelingt uns um so besser, je mehr wir uns in unseren Partner hineinversetzen und die Welt von seinem Standpunkt und Blickwinkel aus betrachten können.

Die jeweiligen Glückssteine der Sternzeichen können uns gerade dabei helfen! Wenn wir bewußt im Austausch den Glücksstein unseres Partners tragen, beginnen wir, ähnlich zu fühlen und zu denken und die Welt gewissermaßen durch die Augen unseres Partners zu betrachten. Ganz besonders deutlich wird das dann, wenn wir Steine austauschen, die der/die andere zuvor einige Zeit getragen hat. Dann werden die Glückssteine tatsächlich zu Vermittlern der ganz persönlichen Schwingung.

Mehr ist im Grunde dazu gar nicht zu sagen. Probieren Sie es aus! Dieses kleine Experiment kann eine große Hilfe sein, sowohl in Liebesbeziehungen, als auch in jeder anderen Form von Partnerschaft!

Krebs und Widder

Dieser feurige Draufgänger ist nicht auf der gleichen Wellenlänge wie Sie. Auch wenn Sie anfangs von seiner Vitalität fasziniert sind, werden Sie ihm möglicherweise nicht lange folgen können, da Ihr Wunsch nach regelmäßigem Rückzug seinem Tatendrang entgegensteht. Auch wird er Ihren Hang zur Vergangenheit nicht verstehen. Für eine glückliche Beziehung müssen Sie sich gegenseitig Raum geben, Sie ihm den Raum zum Hinausschweifen und er Ihnen den Raum zum Rückzug.

Der Glücksstein für Ihren Partner ist der rote Jaspis.

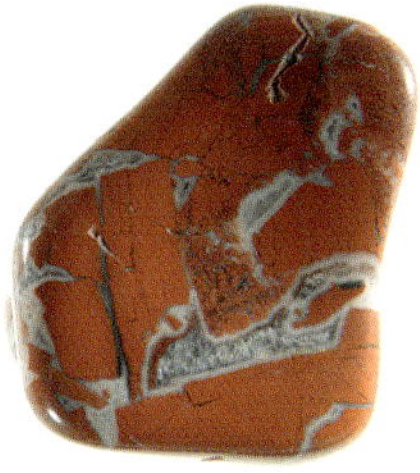

Krebs und Stier

Sie sind wirklich füreinander geschaffen, denn der Stier liebt wie Sie Heim und Herd. Ein glückliches Familienleben geht Ihnen beiden über alles. Und wenn es ab und zu Streit gibt, so werden Sie sich bei einem romantischen Dinner bei Kerzenschein wieder versöhnen.

Der Glückstein für Ihren Partner ist der Aventurin.

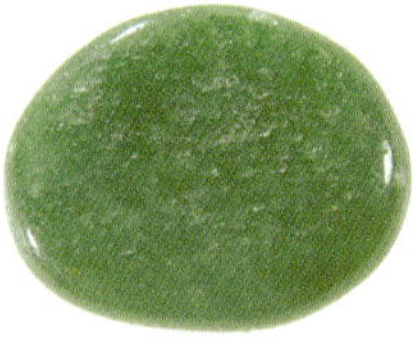

Krebs und Zwillinge

Im Berufsleben paßt er bestens zu Ihnen, und seine schnelle Aufnahmefähigkeit ergänzt ideal Ihr außergewöhnliches Vorstellungsvermögen. Im Gefühlsleben hingegen ist Ihnen der Zwilling oft zu oberflächlich, und Sie werden darunter leiden, daß er Ihnen nicht die nötigen Streicheleinheiten zukommen läßt. Hier ist Geduld und Toleranz notwendig, wenn die Beziehung halten soll.

Der Glückstein für Ihren Partner ist der Chalcedon.

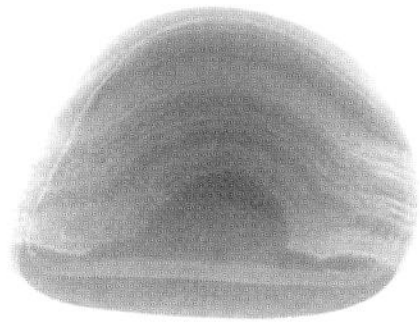

Krebs und Krebs

»... und sie lebten glücklich und zufrieden und hatten viele Kinder« – so könnte man ein Paar von zwei Krebsgeborenen am besten beschreiben. Ein typisches Beispiel dafür waren Clara und Robert Schumann (sie war Krebs und er Zwilling mit einer starken Krebs-Betonung): Sie hatten viele Kinder, und Ihre romantische Liebe dauerte ein Leben lang!

Der Glückstein für Ihren Partner ist der Rosenquarz.

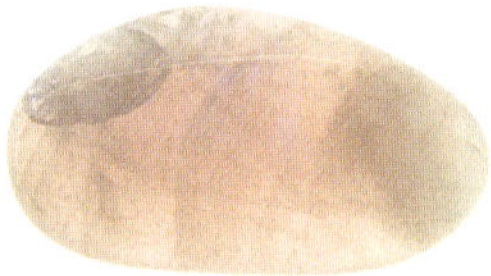

Krebs und Löwe

Obwohl er ganz anders ist als Sie, können Sie ein erfolgreiches Gespann bilden. Er wird Sie beschützen, denn diese Rolle liebt er über alles, und Sie werden ihn bewundern. Außerdem liebt er wie Sie den Komfort. Problematisch wird es, wenn Sie sich schmollend in Ihren Winkel zurückziehen, denn dafür bringt der stolze Löwe kein Verständnis auf.

Der Glückstein für Ihren Partner ist das Tigerauge.

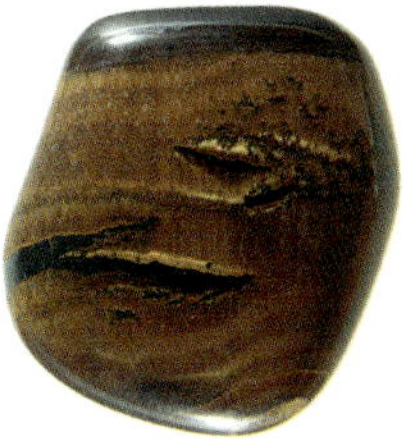

Krebs und Jungfrau

Diese Verbindung kann ohne weiteres gutgehen, wenn Ihre Jungfrau nicht zu realistisch und pingelig oder gar rein rational-materialistisch orientiert ist. Aber oft trügt der Schein, und Sie stellen fest, daß Ihr Jungfrau-Partner genauso gefühlvoll ist wie Sie selbst. Dann bilden Sie ein ideales Paar. Besonders im Beruf und in der Freundschaft.

Der Glückstein für Ihren Partner ist der Amethyst.

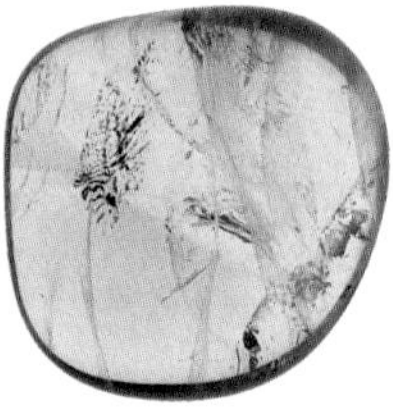

Krebs und Waage

Sie brauchen beide viel Zärtlichkeit und halten noch nach Jahren Händchen. Doch Sie sind mitunter besitzergreifend, eifersüchtig und eher häuslich, und Ihre Waage geht gern unter Leute. Deshalb kann es zwischen Ihnen zu Mißverständnissen kommen, (die nicht immer schnell geklärt werden), wenn Sie sich in Ihren Panzer zurückziehen. Bleiben Sie offen und reden Sie mit Ihrem Partner, dann kommen die Dinge schneller wieder ins Lot.

Der Glückstein für Ihren Partner ist der Serpentin.

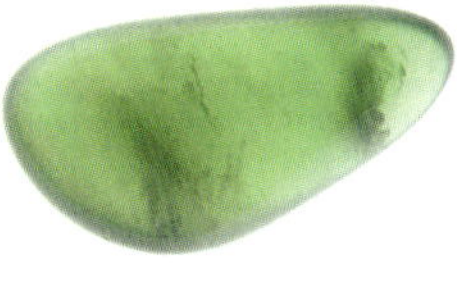

Krebs und Skorpion

Zu ihm fühlen Sie sich magnetisch hingezogen, doch seine Leidenschaft kann Sie überfordern. Vielleicht versuchen Sie eine Zeitlang mitzuhalten, wenn er nicht zu weit geht. Ansonsten verkriechen Sie sich in Ihr Gehäuse. Machen Sie Ihrem Partner klar, daß Ihr Rückzug nur eine Pause und kein völliges Abwenden ist. Skorpionen ist das fremd, denn sie wollen alles immer ganz und gar! Doch wenn er es versteht und Ihnen Ihren Raum gibt, passen Sie als Wasserzeichen durchaus zusammen.

Der Glückstein für Ihren Partner ist der Obsidian.

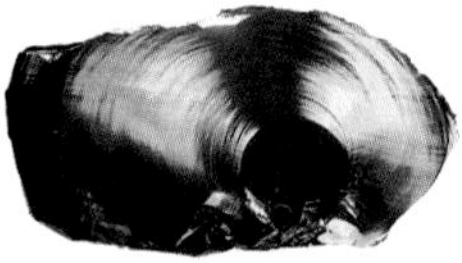

Krebs und Schütze

Sie sind sehr verschieden, denn so sehr Sie Ihre Ruhe und Ihre Sicherheit brauchen, so sehr liebt der Schütze das Abenteuer. Sie sind meistens häuslich, und er ist ein Zugvogel. Was Sie beide gemeinsam haben, ist Ihr Bedürfnis nach gesellschaftlicher Anerkennung. Wenn Sie also den nötigen guten Willen haben und Ihre Unterschiede als gegenseitige Ergänzung verstehen, kann es zwischen Ihnen klappen.

Der Glückstein für Ihren Partner ist der Sodalith.

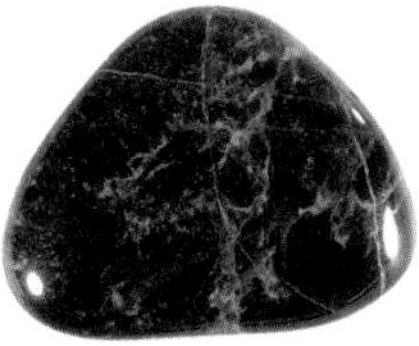

Krebs und Steinbock

Der Steinbock ist Ihr Gegenpol im Tierkreis. Deshalb sind Ihre Beziehungen nie lauwarm: Entweder kämpfen Sie miteinander oder Sie ergänzen sich wunderbar. Er schätzt an Ihnen Ihre tiefe Sensibilität und Ihre Häuslichkeit, kann aber Ihre schwankenden Launen einfach nicht verstehen. Mit ihm gibt es kein Mittelmaß: Entweder Sie lieben ihn leidenschaftlich oder Sie hassen ihn zutiefst.

Der Glückstein für Ihren Partner ist der Bergkristall.

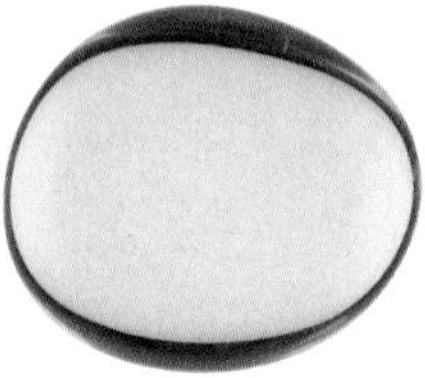

Krebs und Wassermann

Hier treffen zwei Träumer aufeinander, doch den beweglichen Wassermann werden Sie nur schwer verstehen und vor allem nicht festhalten können. Sie werden ihm möglicherweise Vorwürfe wegen seiner Unzuverlässigkeit machen, und nichts wird er mehr hassen als das. Glücklicherweise ist er wohl das toleranteste Zeichen des Tierkreises. Aber Achtung: Er ist auch das unabhängigste aller Zeichen!

Der Glückstein für Ihren Partner ist der Fluorit.

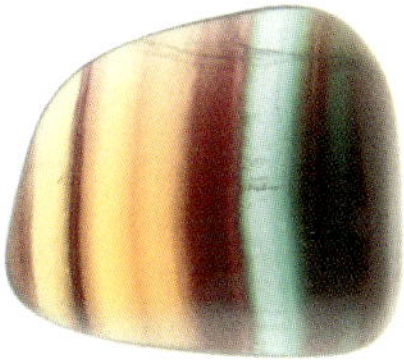

Krebs und Fische

Mit einem Partner im Zeichen Fische können Sie eine große Liebe erleben, denn er ist wie Sie ein sehr sensibler Träumer. Allerdings herrscht über Ihre Gefühle selten völlige Klarheit, denn Sie sind beide sehr introvertiert und gehen nur selten aus sich heraus. Stumm wie der Fisch und verschlossen wie der Krebs können Sie trotz Ihrer Seelenverwandtschaft an Ihrem Glück vorbeigehen. Nehmen Sie Ihre Beziehung daher niemals als etwas »Selbstverständliches« hin, sondern gehen Sie immer wieder auf Ihren Partner zu.

Der Glückstein für Ihren Partner ist der Achat.

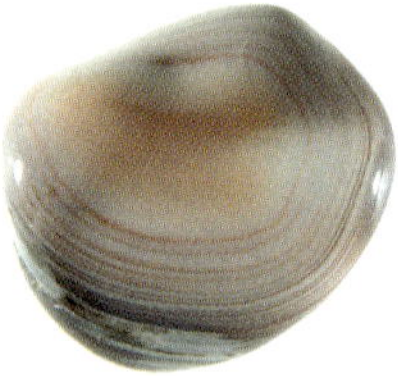

Anhang

Berühmte Krebs-Persönlichkeiten

Rembrandt	Marc Chagall
Hermann Hesse	Jean Cocteau
George Orwell	Marcel Proust
Ernest Hemingway	Franz Kafka
John Rockefeller	George Pompidou
Walter Scheel	Heinrich VIII.
George Sand	Hans Fallada
Erich Maria Remarque	Calwin
Gottfried-Wilhelm Leibniz	Herbert Wehner
Edward Heath	Gustav Mahler
Claude Debussy	Niarchos
Graf Hermann von Keyserling	Pirandello

Glücks-Symbole des Krebses

Ihr Glücks-Planet:	Mond
Ihre Farbe:	Weiß
Ihr Tag:	Montag
Ihre Pflanzen:	Seerosen
Ihre Zahl:	2
Ihr Metall:	Silber

Der Krebs-Mythos

Achill, der sensible, verletzliche Held wider Willen

Der Krebs-Mythos spiegelt sich in all den Schöpfungsgeschichten, die die Große Mutter in den Mittelpunkt stellen. In der griechischen Mythologie finden wir hier als Beispiel die Meeresgöttin Thetis. Der Prophezeiung nach wären Kinder, die sie von Göttern empfängt, mächtig und unbezwingbar. Aus dieser Angst ziehen die olympischen Götter es vor, daß Thetis den sterblichen Peleus heiratet.

Aus der Ehe geht der Held Achill hervor, der den Krebstyp sehr anschaulich verdeutlicht. Er erscheint seiner göttlichen Mutter so verletzlich und schutzlos, daß sie ihn ins Wasser des Unterweltflusses Styx taucht, um ihn so unsterblich zu machen. Dabei hält sie ihn aber an der Ferse fest, wodurch diese Stelle – die Achillesferse eben – ungeschützt bleibt.

Später hält sich Achill, in Frauenkleidern gehüllt, verborgen, um nicht mit in den Krieg ziehen zu müssen. Odysseus aber entdeckt ihn trotzdem unter den Frauen und nimmt ihn daraufhin mit nach Troja.

Dort bleibt Achill so lange schmollend in seinem Zelt, bis ihn der Tod seines Freundes Patroklus so tief bewegt, daß er den Kampf doch aufnimmt. Während des Krieges wird er von seiner überfürsorglichen Mutter stets mit Speise und Trank unterstützt. Schließlich findet er, getroffen von einem Pfeil in seine schutzlose Ferse, sein frühes aber ruhmreiches Ende.

Literatur

Grundlagen

Barbara Newerla, *Sterne und Steine*, Neue Erde, Saarbrücken 2000

Gienger/Newerla, *Heilsteine und Sternzeichen* (Infotafel), Neue Erde, Saarbrücken 2000

Michael Gienger, *Die Steinheilkunde*, Neue Erde, Saarbrücken 1995

Michael Gienger, *Die Heilsteine Hausapotheke*, Neue Erde, Saarbrücken 1999

Michael Gienger/Joachim Goebel, *Edelsteinwasser*, Neue Erde, Saarbrücken 2006

Michael Gienger, *Edelstein-Massagen*, Neue Erde, Saarbrücken 2004

Michael Gienger, *Heilsteine – 430 Steine von A bis Z*, Neue Erde, Saarbrücken 2003

Weiterführende Literatur

Stephen Arroyo, *Handbuch der Horoskop-Deutung*, Rowohlt, Lübeck 1999

Michael Gienger, *Die Heilsteine der Hildegard von Bingen*, Neue Erde, Saarbrücken 2004

Michael Gienger, *Heilsteine und Lebensrhythmen*, Neue Erde, Saarbrücken 2005

Michael Gienger, *Lexikon der Heilsteine*, Neue Erde, Saarbrücken 2000

Michael Gienger/Gisela Glaser, *Salz*, Neue Erde, Saarbrücken 2003

Michael Gienger/Luna Miesala-Sellin, *Stein und Blüte*, Neue Erde, Saarbrücken 2000

Rolphe Alcide Grimaître, *Edelstein-Elixiere*, Neue Erde, Saarbrücken 2006

Markus Jehle, *Kreative Astrologie 1-3*, Goldmann, München 2003

Wolfgang Maier, *Der Mondschild*, Neue Erde, Saarbrücken 2001

Rainer Strebel/Michael Gienger, *Die Individuelle Therapie*, AT Verlag, Baden (CH) 2005

Witt/Maier/Gienger, *Der Mondschild* (Infotafel), Neue Erde, Saarbrücken 2004

Josef Zerluth/Michael Gienger, *Gutes Wasser*, Neue Erde, Saarbrücken 2004

Abbildungsnachweis

Chris Meier: S. 3, 29-37
Ines Blersch: S. 39-43, 47-58
Karola Sieber: S. 41
www.photos.com: S. 13-27, 45

Adressen

Karin Stahl
Praxis für Persönlichkeits-training
Lachentorstr. 14
D-71229 Leonberg
Tel. 071 56-318 92
Mobil: 0160 - 837 87 14
mail@karinstahl.de
www.karinstahl.de

NLP Trainerin und Coach (DVNLP), psychologische Astrologin und Edelsteinberaterin. Astrologische Beratungen, Lebensberatungen mit Edelsteinen, Energiearbeit, Seminare in Astrologie, Steinheilkunde und NLP.

Fred Küster
Persönlichkeitsentwicklung
Bazlenstraße 7
D-70619 Stuttgart
Tel. 07 11 - 47 86 35
mobil: 0171 - 933 47 90
mail@fredkuester.de
www.fredkuester.de

NLP-Lehrtrainer und Coach (DVNLP), Dipl. Betriebswirt (BA), psychologischer Astrologe.

Cairn Elen Lebensschule Tübingen
Annette Jakobi
Bachstraße 87
D-72810 Gomaringen
Tel. 070 72 - 504 329
Fax: 070 71 - 388 68
info@edelstein-massagen.de
www.edelstein-massagen.de/tuebingen

Beratungen und Seminare zur Astrologie; Beratungen, Vorträge, Seminare und Ausbildungen zu Steinheilkunde und Edelsteinmassagen.

Lotus Coaching
Barbara Newerla
Hegelstr. 38
D-72108 Rottenburg
Tel. 074 72 - 28 22 38
Fax: 074 72 - 91 64 18
barbara@newerla.de
www.lotus-coaching.net,
www.newerla.de

Individuelles Coaching. Beratungen und Seminare zu Astrologie, Steinheilkunde und Geomantie.

Ausserdem in unserem Programm

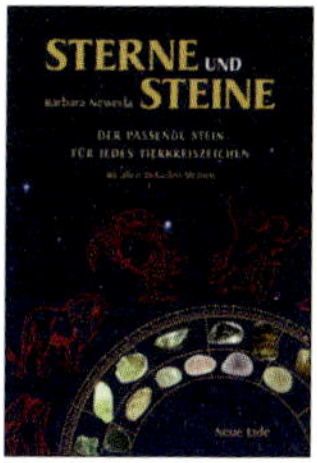

Barbara Newerla

Sterne und Steine

Der passende Stein für jedes Tierkreiszeichen

Hier finden Sie in einem Buch den passenden Stein für jedes Tierkreiszeichen und zu jedem Sternzeichen alle Dekaden-Steine. Die ideale Ergänzung zu den Einzelbänden von einer Autorin, die Astrologin und Steinheilkundlerin ist.

176 Seiten, Paperback

Michael Gienger

Die Steinheilkunde

Das erste Handbuch, das die Steinheilkunde als eigenständige Heilweise vorstellt und einen Schlüssel bietet, mit dem jede/r selbst die Wirkungsweise eines Steins aus dessen mineralogischen Eigenschaften ableiten kann.

420 Seiten, Paperback oder Hardcover

Michael Gienger

Lexikon der Heilsteine

Das derzeit umfangreichste farbig bebilderte Nachschlagewerk der Steinheilkunde. Mehr als 450 Gesteine, Mineralien und Varietäten werden präzise in ihren mineralogischen und heilkundlichen Eigenschaften beschrieben. Eine gut verständliche Einführung sowie ein umfangreicher Index runden das Werk ab.

576 Seiten, Hardcover

Michael Gienger

Dic Heilsteine Hausapotheke

Hier gesucht, heißt schnell gefunden! In diesem zuverlässigen, praxiserprobten Ratgeber werden über 160 Erkrankungen bzw. seelische Beschwerden besprochen sowie die Möglichkeiten und Grenzen ihrer steinheilkundlichen Therapie erläutert. *Erweiterte Neuausgabe, Paperback, 320 Seiten*

Luna S. Miesala-Sellin, Michael Gienger

Stein und Blüte

Ein Ratgeber für die seelisch-geistige Gesundheit: Ängste, Sorgen, Streß, Enttäuschung, Kummer, Probleme mit Kontakt und Nähe – dieses Buch zeigt Lösungsmöglichkeiten durch neue Blickwinkel, unterstützt von Heilsteinen und Bachblüten. *224 Seiten*

Ausserdem in unserem Programm

Michael Gienger

Die Heilsteine der Hildegard von Bingen

Dieses Buch offenbart das umfangreiche Wissen Hildegards von Bingen zum Wesen und Wirken heilkräftiger Steine. Mit mineralogischen und heilkundlichen Erläuterungen von Michael Gienger. Hier werden erstmals alle Steinnamen Hildegards richtig übersetzt! *144 Seiten*

Michael Gienger u. a.

Edelstein-Massagen

Edelstein-Massagen zählen zu den schönsten und wirkungsvollsten Anwendungen der Steinheilkunde. Dieses ästhetisch wunderbare Buch stellt die Techniken und Erfahrungen sechs verschiedener Edelstein-Massagen vor. Mit Beiträgen von R. Strebel, E. Kliegel, H. Weiss und U. Dombrowsky. *160 Seiten*

Michael Gienger/Wolfgang Maier

Heilsteine der Organuhr

Die Organuhr der traditionellen chinesischen Medizin bietet wertvolle Möglichkeiten zur Gesundheitsvorsorge und Hilfe bei Erkrankungen. Dieses Buch zeigt, wie man die Heilsteine der Organuhr im Alltag und in der Naturheilpraxis verwenden kann. *128 Seiten*

Sie finden unsere Bücher in Ihrer Buchhandlung oder im Internet unter www.neueerde.de

Bücher suchen unter: **www.buchhandel.de** (hier finden Sie alle lieferbaren Bücher und eine Bestellmöglichkeit über eine Buchhandlung Ihrer Wahl).

Bitte fordern Sie unser Gesamtverzeichnis an unter

NEUE ERDE GmbH
Cecilienstr. 29 · D-66111 Saarbrücken
Fax: 0681/3904102 · info@neueerde.de

NEUE ERDE